# Achtsamkeit? WIE SIE IHREN GEIST VON STRESS UND ANGST BEHALTEN

2

# Inhalt


Achtsamkeit? WIE SIE IHREN GEIST VON STRESS UND ANGST BEHALTEN ........................................1

Achtsamkeit verstehen .........................3

Der Unterschied zwischen Meditation und Achtsamkeit ........................................5

Der beste Weg, Achtsamkeitsmeditation durchzuführen ........................................7

Die verschiedenen Arten der Meditation ........9

Geheimnis Nr. 1: Denken Sie immer darüber nach, was Sie aus Fehlern lernen können. ......10

2. Die Reaktion Ihres Geistes auf Stress .........11

Das dritte Geheimnis besteht darin, Ihre negativen Ideen zu erkennen und sie in positive umzuwandeln. ........................................12

4. Lernen Sie, Ihr Tempo zu verlangsamen und sich zu entspannen ........................................13

Geheimnis Nr. 5: Ständiges Denken führt zu Stagnation ........................................14

6. Die Aufrechterhaltung der Achtsamkeit bedeutet, dass Sie sich dafür entscheiden, Ihre Gedanken von irrationalen Ängsten und Befürchtungen hin zu einem einladenden, mitfühlenden ........................................15 zu ändern

3


Geheimnis Nr. 7: Erkennen Sie die Absichten einer Person, bevor Sie durch ihre Handlungen verletzt werden. ...............................16

8. Finden Sie ein Gefühl der Kontrolle – ........17

Geheimnis Nr. 9: Kraftvolles Denken wird durch starke Worte ausgelöst ....................................18

10.Erweitern Sie Ihre Sichtweise: ..................19

11. Nutzen Sie psychologische Auslöser, um Herz und Geist im Einklang zu halten. ...........20

Wählen Sie die richtige Einstellung: ...............21

Welche fünf Methoden gibt es, um Stress abzubauen? ...................................................22

Die Stresspandemie ......................................22

Was sind die fünf häufigsten Stresssymptome? ........................................................................24

Was bedeutet ein wirtschaftlicher Abschwung? ........................................................................25

Wie kann ich aufhören, mich so gestresst zu fühlen? ...........................................................25

Warum erlebe ich zu Hause solchen Stress? ..26

Hier sind vier Ansätze, wie man mit den Schwierigkeiten des Lebens umgeht, ohne dass man dabei mit dem Kopf gegen eine Wand stößt. .............................................................26

Wie erkenne ich die verräterischen Anzeichen von Stress? ...................................................27

Symptome von übermäßigem Stress .............28

Macht Stress wirklich krank? .........................29

Die kortikale Rolle spielt ...............................31

Welche Anzeichen von Herzstress gibt es? .....33

Kann Stress Ihr Herz belasten? ......................33

Kann Stress manchmal gut sein? Falsch oder wahr? ...........................................................34

## Achtsamkeit verstehen

Die Fähigkeit, völlig präsent zu sein, sich bewusst zu sein, wo wir uns befinden und was wir tun, und nicht übermäßig zu reagieren oder von dem, was um uns herum geschieht, überwältigt zu werden, wird als Achtsamkeit bezeichnet.

Jeder Mensch hat die Fähigkeit, achtsam zu sein; Sie müssen lediglich lernen, wo Sie darauf zugreifen können. Es ist keine Eigenschaft, die man beschwören muss.

Das Erlernen der Definition von Achtsamkeit und ihrer Verbindung zur Meditation ist ein guter Anfang. Achtsamkeit ist die Eigenschaft, bei allem, was wir gerade tun, völlig präsent und beteiligt zu sein, ohne Unterbrechung oder Urteil, und uns unserer Gedanken und Gefühle bewusst zu sein, ohne in sie hineingezogen zu werden. Durch Meditation üben wir dieses Bewusstsein für den gegenwärtigen Moment und schärfen die Fähigkeit zur Achtsamkeit, die wir später im täglichen Leben einsetzen können. Indem wir unseren Geist darauf trainieren, präsent zu sein, trainieren wir uns auch darin, bewusster zu leben – im Augenblick, mit der Atmung und losgelöst von reaktionären Gedanken und Emotionen – was besonders nützlich ist, wenn wir mit unangenehmen Situationen oder herausfordernden Umständen umgehen.

Haben Sie sich jemals gefragt, wie oft Sie am Tag Achtsamkeit erleben? Sie können überprüfen, wo Sie stehen, indem Sie den Mindful Attention Awareness Score (MAAS) absolvieren, einen 15-Punkte-Quiz, der von Forschern zur Messung der Achtsamkeit verwendet wird. Je höher Ihre Punktzahl, desto geschickter können Sie Achtsamkeit üben. Du hast nicht die Note bekommen, die du wolltest. Keine Sorgen machen! Es ist lediglich ein Signal dafür, dass Sie von der Ausübung der Achtsamkeitsmeditation profitieren könnten.

## Der Unterschied zwischen Meditation und Achtsamkeit

Das Problem der Achtsamkeit, das viele Menschen verwirrend finden, ist, dass es sich nicht um einen vorübergehenden Geisteszustand handelt, der beim Sitzen auftritt und dann für den Rest des Tages verschwindet. Stattdessen ist Achtsamkeit eine Lebensweise, die es uns, wenn wir uns erinnern, ermöglicht, in jeder Situation einen Schritt zurückzutreten und in der Gegenwart zu sein.

Obwohl Achtsamkeit Stress und andere Probleme nicht verschwinden lässt, gibt sie uns doch mehr Kontrolle darüber, wie wir in der Gegenwart darauf reagieren, und erhöht unsere Chancen, auf Stress oder andere Schwierigkeiten gelassen und mitfühlend zu reagieren. Natürlich hindert uns das Praktizieren von Achtsamkeit nicht daran, Ärger zu empfinden; Vielmehr ermöglicht es uns, bewusster darüber zu entscheiden, wie wir reagieren wollen, sei es meistens mit Gelassenheit und Einfühlungsvermögen oder vielleicht gelegentlich auch mit maßvoller Wut.

Die Praxis der Meditation ist die Grundlage für die Entwicklung des Bewusstseins. Zunächst nutzen wir die Meditation, um ein wenig Zeit damit zu verbringen, uns mit dem gegenwärtigen Moment vertraut zu machen. Aber mit der Zeit hilft uns die tägliche Achtsamkeitspraxis dabei, die Fähigkeit zu verbessern, den ganzen Tag und jeden Tag präsent zu sein.

# Der beste Weg, Achtsamkeitsmeditation zu machen

Achtsamkeitsmeditation kann nicht nur unsere Perspektive und Einstellung verändern, sondern auch die Art und Weise verändern, wie unser Gehirn vernetzt ist. Laut universeller Neuron-Imaging-Meditationsforschung wirken sich acht Wochen Meditation mit Achtsamkeit auch auf unser Gehirn aus und verändern es dahingehend, glücklichere Gedanken und Gefühle zu bevorzugen.

Der erste Vorteil der Meditation besteht darin, dass sie uns den Übergang von Hochspannungs- zu Niederfrequenz-Gehirnwellen ermöglicht und so bestimmte

Gehirnbereiche aktiviert (und, was vielleicht noch wichtiger ist, deaktiviert). Beispielsweise könnte es die Stärke der neuronalen Verbindungen zum medialen präfrontalen Kortex oder präfrontalen Kortex, manchmal auch als „Ich-Zentrum" bekannt, verringern und so das Vorhandensein von Merkmalen wie Stress, Angst und Furcht verringern. Die Gehirnbereiche, die für mentale Funktionen wie Konzentration und Urteilsvermögen verantwortlich sind, können durch Meditation auch neue neuronale Verbindungen entwickeln.

Und das ist noch nicht alles – Achtsamkeitsmeditation kann die Struktur des Gehirns tatsächlich verändern, und zwar durch einen Prozess, der als Neuronenplastizität bekannt ist. Einer Studie zufolge führt eine konsequente Meditationspraxis dazu, dass sowohl die graue Substanz des Gehirns, die sich auf Gefühle, Planung und Problemlösung auswirkt, als auch die Dicke der Großhirnrinde, die das Gedächtnis und das Lernen steuert, zunimmt . Die Amygdala, die darüber entscheidet, wie wir Stress, Angst und Unruhe wahrnehmen, wird jedoch mit zunehmendem Alter kleiner.

## Die verschiedenen Arten der Meditation

Auch wenn Achtsamkeit angeboren ist, kann sie mit bewährten Methoden entwickelt werden. Hier sind einige Beispiele:

- Meditation im Stehen, Sitzen oder Bewegen (hinlegen ist auch eine Option, führt jedoch oft zum Schlafen);
- Die kleinen Pausen, die wir in unsere täglichen Aktivitäten einbauen;
- Kombinieren Sie Meditation mit anderen Aktivitäten, einschließlich Yoga oder Sport.

Es ist möglich, die Fähigkeit, effektiv zu denken, im Laufe der Zeit zu verbessern. Da alles mit der Gehirn-Herz-Verbindung beginnt, werden Sie umso intelligenter, je mehr Übung Sie haben. Was halten Sie von der Wiederherstellung beider Verbindungen?

**<u>Hier sind einige wenig bekannte Techniken für klares Denken. Lassen Sie uns jedes Geheimnis einzeln untersuchen.</u>**

## Geheimnis Nr. 1: Denken Sie immer darüber nach, was Sie aus Fehlern lernen können.

„Es ist in Ordnung, Erfolge zu feiern, aber wichtiger ist es, aus Misserfolgen zu lernen" (Bill Gates)

Denken Sie daran, dass alles in der Gehirn-Herz-Verbindung beginnt und endet. Wenn also eine schreckliche Katastrophe eintritt, versuchen Sie, daraus etwas Wichtiges zu lernen. Wenn Sie über die Situation nachdenken, betrachten Sie sie eher als eine Lektion denn als ein schreckliches, unglückliches Ereignis. Versuchen Sie , in allem Erfüllung zu finden . Egal, ob es ein Erfolg oder eine Niederlage war, versuchen Sie einfach zu überlegen: „Welche Lektion haben Sie daraus gezogen?"

## 2. Die Reaktion Ihres Geistes auf Stress

Der erste Schritt besteht darin, zu verstehen, wie Ihr Körper und Ihr Gehirn auf natürliche Weise auf Stress reagieren. Sobald Sie es verstanden haben, können Sie versuchen, Ihre Einstellung zum Stress zu ändern, indem Sie neue Strategien und Verhaltensweisen in die tägliche Praxis umsetzen. Die Neuroplastizität unseres Gehirns ermöglicht es uns, kontinuierlich neue Denkweisen zu üben und ihnen zu begegnen, um sie zu verändern.

Die Amygdale Ihres Gehirns, ein mandelförmiger Bereich, erkennt Gefahren und löst die Stressreaktion aus. Neurotransmitter und Hormone wie Cortex, Adrenalin und Adrenalin sind nur einige davon, die als Reaktion produziert werden und Ihren Körper auf „Kampf oder Flucht" vorbereiten. Wenn Ihr Gehirn das Gefühl hat, dass Sie nicht in der Lage sind, mit dem Stressor umzugehen, kann das sympathische Nervensystem des sympathischen Nervensystems eine „Freeze"-Reaktion einleiten. Folgt schnell der Reaktion „Kampf, Flucht oder Erstarren". Ihr Körper reagiert möglicherweise auf eine Schlange auf der Straße oder ein entgegenkommendes Auto, bevor Sie überhaupt erkennen, was Sie erwartet.

## Das dritte Geheimnis besteht darin, Ihre negativen Ideen zu erkennen und sie in positive umzuwandeln.

„Die richtige Einstellung kann einen schlechten Stress in einen guten Stress verwandeln", sagte Hans Sale.

Viele Menschen verwenden selbstzerstörerische Ideen wie „Ich bin nicht gut genug" und „Das habe ich nicht verdient", um sich selbst zu demotivieren, aber das ist nie eine kluge Idee. Die früheren Erfahrungen eines jeden wirken sich auf ihn aus, und wenn wir uns nur negativ auf sie konzentrieren, zeigt sich dieser Effekt auch in der Gegenwart. Streben Sie ständig danach, Ihre negativen Ideen in gute umzuwandeln. Um das zu erreichen, müssen Sie sich nur die richtige Einstellung aneignen, und alles andere ergibt sich von selbst.

## 4. Lernen Sie, Ihr Tempo zu verlangsamen und sich zu entspannen

Bevor Sie auf eine Stresssituation reagieren, damit das präfrontale Gehirn Zeit hat, die Reaktion zu registrieren. Dies kann in verschiedenen Situationen hilfreich sein, beispielsweise wenn Ihr Ehepartner oder Arbeitskollege Sie kritisiert, wenn Sie eine überfällige Rechnung entdecken oder während Sie auf die Ergebnisse eines medizinischen Tests warten.

## Geheimnis Nr. 5: Ständiges Denken führt zu Stagnation

Überanalyse ist die Praxis, Probleme zu erfinden, die es nicht gab.

Die meisten Menschen neigen dazu, zu lange nachzudenken, bevor sie auch nur die geringste Entscheidung treffen. Zu viel Nachdenken fördert laut Psychologie die Trägheit. Deshalb sollten Sie dies auf jeden Fall vermeiden und stattdessen denken:

Machen Sie sich einen Gedanken.

Konzept: Erstellen Sie darauf basierend ein Konzept.

Visualisieren Sie den Gedanken, der Ihnen in den Sinn kommt.

Aktion: Gehen Sie einen Schritt weiter, um diesen Gedanken in die Praxis umzusetzen.

**6. Die Aufrechterhaltung der Achtsamkeit bedeutet, dass Sie sich dafür entscheiden, Ihre Gedanken von irrationalen Ängsten und Befürchtungen hin zu einem einladenden, mitfühlenden zu ändern**

„Beobachter"-Position. Man könnte fragen: „Hmm, was ist hier los?" Meine Brust fängt an, wütend zu werden. Ich möchte etwas Verletzendes sagen. Wäre es von Vorteil, es zu diesem

Zeitpunkt zu tun? Der beste Weg, Achtsamkeit zu üben, besteht darin, regelmäßig zu meditieren und eine nachdenkliche Haltung zu entwickeln, wenn Sie nicht unter Stress stehen. Laut Hirnforschung haben Personen, die aufmerksamer sind, während der Reaktion auf einen emotionalen Stressor eine verbesserte Verbindung zwischen Amygdale und präfrontalem Kortex.

**Geheimnis Nr. 7: Erkennen Sie die Absichten einer Person, bevor Sie durch ihre Handlungen verletzt werden.**

„Beurteilen Sie das Werk nicht nach seinem Einband", sagen sie.

Bei den meisten Menschen ist die Sicherung kurz und sie verlieren leicht die Geduld. Aber Sie sollten nicht wie sie sein, wenn Sie im Leben erfolgreich sein wollen. Sie müssen die Motivation für das Verhalten verstehen, bevor Ihnen Schaden entsteht. Dadurch wird es einfacher, um Vergebung zu bitten, und Sie werden nicht gereizt oder wütend.

## 8. Finden Sie ein Gefühl der Kontrolle –

Untersuchungen an Ratten, Primaten und Menschen haben gezeigt, dass unser Körper und unser Gehirn negativer auf unerwartete, unkontrollierte Ereignisse reagieren als auf vorhersehbare, kontrollierbare. Berücksichtigen Sie also die Komponenten dieses Umstands, die Sie beeinflussen können, und diejenigen, die Sie nicht beeinflussen können, und konzentrieren Sie Ihre Bemühungen auf den Versuch, die Aspekte zu verbessern, die Sie können (während Sie daran arbeiten, die Aspekte, die Sie nicht beeinflussen können, mit Achtsamkeit zu akzeptieren).

## Geheimnis Nr. 9: Kraftvolles Denken wird durch starke Worte ausgelöst

„Ein Wort kann Bedeutung, Emotionen und Antrieb verändern.“

Es ist klar, dass eine starke Sprache starkes Denken anregt. Nehmen wir an, wenn Sie sagen: „Ich werde diese Technik ausprobieren“, erscheint Ihnen die Bemerkung schwach und zu allgemein. Wenn Sie jedoch sagen: „Ich muss diese Technik beherrschen“, klingt das stark und inspirierend. Wenn Sie sich also in Gedanken auf Erfolg einstellen wollen, versuchen Sie immer, kraftvolle Worte zu verwenden. Einfach etwas zu versuchen, ist keine Motivation; Vielmehr versucht es, es zu perfektionieren. Wenn Sie also klar und kraftvoll denken können, können Sie Erfolg haben.

## 10. Erweitern Sie Ihren Blick:

Wenn die Amygdale Angst und andere unangenehme Gefühle hervorruft, konzentriert sich Ihr geistiger Standpunkt sofort darauf, nach der Gefahr Ausschau zu halten und sie zu vermeiden. Sie vernachlässigen daher die guten Seiten Ihres Lebens oder originelle Lösungen für das Problem. Gibt es eine Möglichkeit, die Ursache Ihres Stresses stattdessen als Herausforderung oder Chance auf Fortschritt zu sehen? Dies kann Ihnen dabei helfen, Ihre mentale Energie und Gehirnchemikalien wieder auf die Kontrolle der stressigen Situation auszurichten, was Ihre Motivation und Effizienz tatsächlich steigern kann.

## 11. Nutzen Sie psychologische Auslöser, um Herz und Geist im Einklang zu halten.

Balance ist etwas, das man schafft, nicht etwas, das man entdeckt. Januar Kingsford

In den meisten Fällen geschieht dies, wenn Ihr Herz und Ihr Intellekt in einer Sackgasse geraten. Während das Gehirn logisches Denken nutzt, ist das Herz emotional verbunden. Um jedoch handeln zu können, müssen Sie ein

Gleichgewicht zwischen beiden aufrechterhalten, was nur durch die Anwendung eines psychologischen Auslösers erreicht werden kann.

Denken Sie an eine Situation, in der Ihr Verstand Ihnen sagt, dass Sie keinen Zeitplan festlegen sollen, Ihr Herz Ihnen aber sagt, dass Sie es tun sollen. Anstatt also in einer solchen Situation aufzugeben, sollten Sie lieber das Gegenteil denken. Bedenken Sie, wie viel weniger gestresst Sie sein werden, wenn Sie Ihren gesamten Tagesplan im Blick haben und alles pünktlich erledigt wird. Diese Methode bringt Ihren Geist und Ihr Herz in Einklang und inspiriert Sie zum Weitermachen.

## Wählen Sie die richtige Einstellung:

Konzentrieren Sie sich darauf, was Sie aus der Situation lernen können und welche Fähigkeiten und Talente Sie haben, damit umzugehen, anstatt zu versuchen, Stress zu vermeiden. Wenn Sie die Vermeidung zu Ihrem Hauptziel machen, wird es für Sie schwieriger, Lösungen oder Unterstützung zu finden. Erwägen Sie stattdessen proaktive, konstruktive Methoden zur Bewältigung des Stressors und wie der Umgang damit Ihnen beim Lernen und bei der Entwicklung helfen könnte.

## Welche fünf Methoden gibt es, um Stress abzubauen?

Probieren Sie die folgenden fünf Vorschläge aus, um mit Stress umzugehen und die allgemeine

Anspannung bei alltäglichen Aufgaben abzubauen:

1. Nutzen Sie die geführte Meditation.
2. Lernen Sie, tief durchzuatmen.
3. Achten Sie auf eine gesunde Ernährung und ein gesundes Trainingsprogramm.
4. Organisieren Sie Ihre Zeit in den sozialen Medien.
5. Sich auf andere beziehen.

## Die Stresspandemie

Der Stressforschungsmonat, der im April stattfindet, soll Menschen über die Auswirkungen der Stressepidemie und konstruktive Strategien zum Umgang mit Stress aufklären. Heutzutage ist beruflicher Stress ein Problem, das jedes Land betrifft. Laut einer Gallup-Umfrage leiden 80 % der amerikanischen Arbeitnehmer unter arbeitsbedingtem Stress. Und die Hälfte gibt zu, dass sie Hilfe brauchen, um herauszufinden, wie sie damit umgehen sollen. Während ein bestimmtes Maß an arbeitsbedingtem Stress häufig vorkommt, können übermäßige oder andauernde Anforderungen zu einem Schleudertrauma führen, das sich nachteilig auf die Gesundheit der Menschen auswirkt und ihre Leistungsfähigkeit einschränkt. Studien zufolge beeinträchtigen Rauchen, Inaktivität und chronischer Arbeitsstress das körperliche und geistige Wohlbefinden. Langfristiger Arbeitsstress setzt Ihre Abwehrkräfte in Alarmbereitschaft und erhöht das Risiko für Typ-2-Diabetes, Bluthochdruck, chronische Schmerzen und ein geschwächtes Immunsystem.

### Was sind die fünf häufigsten Stresssymptome?

Wenn Sie unter Stress stehen, können Sie Folgendes erleben:

gereizt, wütend, ungeduldig oder angespannt.

überlastet oder überlastet.

ängstlich, unruhig oder verängstigt.

Es ist, als ob Ihr Geist rast und Sie sich nicht entspannen können.

nicht in der Lage sein, sich zu entspannen.

Deprimiert.

leblos und desinteressiert.

als ob du vergessen hättest, wie man lacht.

## Was bedeutet ein wirtschaftlicher Abschwung?

Schwache Volkswirtschaften können ein geringes BIP-Wachstum oder eine hohe Arbeitslosigkeit aufweisen. Obwohl eine schwache Konjunktur für die meisten Unternehmen häufig als negativ angesehen wird, bestehen für bestimmte Unternehmen und Sektoren auch Chancen. Quantitative Lockerung ist eine Strategie, die Zentralbanken nutzen können, um eine stagnierende Wirtschaft anzukurbeln.

## Wie kann ich aufhören, mich so gestresst zu fühlen?

Möglicherweise beginnen Sie, tiefer zu atmen, fördern mehr Stabilität und verspüren die Rückkehr eines Gefühls der Selbstbeherrschung.

Orientieren Sie sich an dem, was gerade passiert, starten Sie den Erdungsprozess, benennen Sie Ihre Körperempfindungen, schalten Sie ab und nehmen Sie wahr, was sich gut anfühlt.

## Warum erlebe ich zu Hause solchen Stress?

Zahlreiche Faktoren, wie eine laute Atmosphäre, ein verärgerter Ehepartner, finanzielle Sorgen oder sogar geringfügige Hausarbeiten wie das Waschen der Waschmaschine oder das Mähen des Gartens, tragen alle zu hausgemachtem Stress bei. Es ist wichtig, Stress ernst zu nehmen.

**Hier sind vier Ansätze, wie man mit den Schwierigkeiten des Lebens umgeht, ohne dass man dabei mit dem Kopf gegen eine Wand stößt.**

1. Tief durchatmen.
2. Planen Sie im Voraus und denken Sie über Lösungen nach.
3. Dritter Tipp: Ändern Sie Ihre Perspektive.
4. Besitzen Sie Ihren Stress.

**Wie erkenne ich die verräterischen Anzeichen von Stress?**

- Leicht wütend, genervt oder mürrisch sein.
- Das Gefühl, überwältigt zu sein, als ob man die Kontrolle übernehmen müsste oder die Kontrolle verlieren würde.

- Es fällt Ihnen schwer, abzuschalten und Ihre Gedanken zu beruhigen. Sich ungeliebt, unwichtig und niedergeschlagen fühlen sowie ein geringes Selbstwertgefühl haben.

## Symptome von übermäßigem Stress

- Brustbeschwerden, schneller Herzschlag
- Übelkeit, Schwindel
- Verstopfung oder Durchfall
- Verwendung von Getränken oder Drogen zur Entspannung und zum „Stressabbau"
- übermäßiges oder unzureichendes Essen
- Verpflichtungen aufschieben oder überspringen
- ständige Sorge aushalten
- Ich fühle mich überwältigt
- Unfähigkeit, sich zu konzentrieren
- rasende oder angespannte Gedanken
- Unruhe und Schwierigkeiten, sich zu entspannen

- Reizbarkeit und Depression

## Macht Stress wirklich krank?

Stress ist leider ein unvermeidbarer Teil des Lebens. Angesichts der Tatsache, dass das Coronavirus zu einem Teil unseres Alltags geworden ist, könnten Sie sich ängstlicher denn je fühlen. Doch kann Stress wirklich krank machen?

Ja, um schnell zu antworten.

Die folgenden Gesundheitsprobleme können durch Stresskrankheit verschlimmert werden:

Angst.

schlechter Schlaf.

Reizbarkeit.

sich nicht konzentrieren können.

Sie haben Schwierigkeiten, Ihre Aufgabe zu beenden.

Probleme mit Drogen- und Alkoholmissbrauch.

schlechte Ernährungsgewohnheiten.

Dr. Adam Borland, ein Psychiater, sagt, dass ein wenig Stress Ihnen helfen könnte, wachsam zu bleiben.

Laut Dr. Borland „hilft uns der Umgang mit einem überschaubaren Maß an Stress und Ängsten dabei, uns auf die Herausforderungen des täglichen Lebens vorzubereiten."

Darüber hinaus kann Ihnen die Betrachtung eines herausfordernden Problems dabei helfen, eine Lösung zu finden. Wenn Sie „in Ihrem Kopf" über einen Streit mit Ihrem Ehepartner nachdenken, können Sie die Situation tatsächlich aus einer neuen Perspektive betrachten.

Dr. Borland behauptet, dass Sorgen erst dann zum Problem werden, wenn sie beginnen, Ihre Fähigkeit einzuschränken, die Dinge zu erreichen, die Sie tun müssen oder wollen. Natürlich kann es gesundheitsschädlich sein, wenn die Sorgen Sie nachts wach halten oder Sie zur Selbstmedikation auf Essen oder Alkohol zurückgreifen.

## Die Rolle, die die Kortikalis spielt

Laut Dr. Borland wird das sympathische Nervensystem des Körpers in Zeiten körperlicher oder geistiger Belastung aktiv.

Dies löst die sogenannte Kampf-oder-Flucht-Reaktion aus, bei der sich Ihr Körper darauf vorbereitet, sich entweder körperlich vor einer Gefahr zu schützen oder zu fliehen.

Sie könnten unmittelbare physiologische Reaktionen erkennen wie:

- erhöhter Herzschlag.
- atmet schnell.
- Atembeschwerden.
- Schwindel.
- Kopfschmerzen.
- Brechreiz.
- Verspannungen in den Muskeln.

## Welche Anzeichen von Herzstress gibt es?

Symptome und Anzeichen

(Oft abrupte und starke) Brustschmerzen

Atemschwierigkeiten.

unregelmäßiger oder schneller Puls.

Schwitzen.

Schwindel.

**Kann Stress Ihr Herz belasten?**

Herzkrankheiten und Stress

Ständiger Stress kann Ihr Herz bereits stark belasten. Durch Stress steigt der Blutdruck. Ihr Körper reagiert unter Stress stärker entzündlich. Unter Stress könnte Ihr Blut mehr Triglyceride und Cholesterin enthalten.

## Kann Stress manchmal gut sein? Falsch oder wahr?

Die Reaktion Ihres Körpers auf eine Anforderung oder Schwierigkeit ist Stress. Stress kann manchmal von Vorteil sein, etwa wenn er Sie schützt oder Ihnen hilft, eine Frist einzuhalten. Allerdings kann Stress, der über einen längeren Zeitraum anhält, gesundheitsschädlich sein.

www.ingramcontent.com/pod-product-compliance
Lightning Source LLC
Chambersburg PA
CBHW070225260726
48658CB00006BA/2179